Mineralwasser

Gesundheit aus der Flasche?

Verbraucher-Zentrale

Impressum

Herausgeber:

Verbraucher-Zentrale Nordrhein-Westfalen e.V.
Mintropstraße 27, 40215 Düsseldorf, Tel. 02 11 / 38 09-0,
Fax 02 11 / 3 80 91 72, T-Online *21212#

Verbraucher-Zentrale Baden-Württemberg e.V.
Paulinenstr. 47, 70178 Stuttgart, Tel. 07 11 / 66 91-0,
Fax 07 11 / 66 91 50

Verbraucher-Zentrale Hamburg e.V.
Kirchenallee 22, 20099 Hamburg, Tel. 040 / 2 48 32-0,
Fax 040 / 2 48 32-290

Verbraucher-Zentrale Niedersachsen e.V.
Herrenstraße 14, 30159 Hannover, Tel. 05 11 / 9 11 96-01,
Fax 05 11 / 9 11 96 10

Arbeitsgemeinschaft der Verbraucherverbände e.V.,
Heilsbachstraße 20, 53123 Bonn, Tel. 02 28 / 6 48 90,
Fax 02 28 / 64 42 58

Text:	Maren Krüger, Hilden; Elisabeth Dietz, Köln
Redaktion:	Ilse Berzins, Düsseldorf
Illustration:	IDM, München
Titelfoto:	IDM, München
Satz, Layout und Produktion:	HPPR Werbeagentur, Neuss
Druck:	Theissen Druck GmbH, Monheim
Auflage:	5., aktualisierte 1996
ISBN:	3-923214-32-4

© Verbraucher-Zentrale Nordrhein-Westfalen e.V.
Die Verbreitung unserer Ratgeber und ihrer Aussagen liegt uns zwar sehr am Herzen. Trotzdem müssen wir uns gegen Mißbrauch schützen. Deshalb behalten wir uns alle Rechte vor, insbesondere das Recht der Vervielfältigung und Verbreitung. Kein Teil dieses Ratgebers darf in irgendeiner Form (durch Fotokopie, Mikrofilm oder ein anderes Verfahren) ohne schriftliche Genehmigung des Herausgebers reproduziert oder unter Verwendung elektronischer Systeme verarbeitet, vervielfältigt oder verbreitet werden. Diese Veröffentlichung darf ohne Genehmigung des verantwortlichen Herausgebers, der Verbraucher-Zentrale NRW, auch nicht mit (Werbe-)Aufklebern o.ä. versehen werden.

Inhalt

5	Vorwort
6	Mineralwasser: Was ist das?
7	Der Mineralwassermarkt
9	Wie entsteht Mineralwasser?
10	Natürliches Mineralwasser, Quellwasser, Tafelwasser, Heilwasser: Wo liegen die Unterschiede?
10	Natürliches Mineralwasser
16	Quellwasser
17	Tafelwasser
18	Heilwasser
21	Was ist drin im Mineralwasser?
28	Schadstoffe im Wasser?
29	Nitrat
31	Radioaktive Substanzen
34	Mineralwasser – Alternative zum Leitungswasser?
36	Welches Wasser für welchen Zweck?
37	Mineralwasser als Getränk
38	Mineralwasser in der Säuglingsernährung
41	Mineralwasser beim Sport
43	Mineralwasser und Bluthochdruck
45	„Sprudelwasser" aus dem Wasserhahn?
47	Mineralwasser mit Geschmack
49	Die Verpackung: Einweg oder Mehrweg?
52	Literatur
53	»Spickzettel« für »Ihr« Mineralwasser

Vorwort

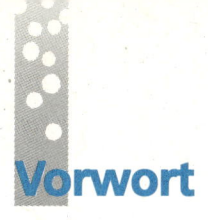

■ Mineralwasser ist heute populärer denn je! Noch nie war der Verbrauch so hoch wie heute. Wachsendes Gesundheitsbewußtsein, Streben nach gesunder, kalorienbewußter Ernährung und Fitneß sowie mehr Vorsicht am Steuer sind wohl mindestens einige Gründe dafür.

In jedem Sportzentrum, auf jeder Party, in jedem Lokal ist es heute selbstverständlich, daß mindestens eine Mineralwasser-Marke angeboten wird. Gaststätten und Restaurants beklagen bereits, daß das Mineralwasser den Alkohol verdrängen und den Verdienst schmälern würde.

Ja, Mineralwasser hat zum Teil bereits ein neues Image bekommen: Mineralwasser ist nicht nur gesund, sondern Mineralwasser ist chic, Mineralwasser ist modern.

Wer auf sich hält, trinkt Wasser: Sprudel, Mineral- oder Heilwasser, stilles oder lebendiges, saures oder steiniges.

Aber auch die Angst vor belastetem Trinkwasser hat zum Mineralwasserboom beigetragen.

Wir haben in diesem Ratgeber das Mineralwasser zum Thema und scharf unter die Lupe genommen:

? Wie steht es mit seiner Qualität?

? Ist es gesünder als Leitungswasser?

? Wie steht es mit Schadstoffen im Mineralwasser?

? Welches Mineralwasser ist für wen und welchen Zweck geeignet?

Diese Fragen sollen hier beantwortet werden.

Mineralwasser: Was ist das?

■ Mineralwasser ist eigentlich nichts anderes als Grundwasser, das – im Vergleich zum üblichen Leitungswasser – hochgradig mit festen, natürlichen Bestandteilen der Erdkruste, mit Mineralstoffen, angereichert ist. Mineralwasser könnte auch als natürlich gewürztes Wasser bezeichnet werden. Denn die Mineralstoffe geben dem Wasser seinen Geschmack.

Viele Mineralstoffe sind lebensnotwendig für unseren Körper, und wir müssen sie täglich mit den Nahrungsmitteln zu uns nehmen. Dazu gehören zum Beispiel Calcium, das für die Knochen und Zähne gebraucht wird, Jod für die Schilddrüse oder Natrium für die Regulierung des Wasserhaushalts. Und die Mineralstoffe sind es auch, die unseren Durst löschen. Denn der Durst nach einem kräftigen Dauerlauf ist nichts anderes als der Wunsch unseres Körpers, die durch das Schwitzen verlorengegangenen Mineralstoffe wieder zu ersetzen. Und auch der „Brand" nach einer ausgiebigen Bierzeche ist ein deutliches Zeichen für einen ausgeprägten Mineralstoffmangel unseres Körpers.

Ausführlichere Informationen über die Bedeutung der im Mineralwasser gelösten Stoffe finden Sie ab Seite 21.

Auch das übliche Leitungswasser enthält Mineralien, allerdings sehr viel weniger. Und das ist auch ein wichtiger Grund dafür, warum Mineralwasser niemals aus einer Trinkwasserleitung kommen könnte: Die Mineralstoffe würden sich in den Rohren ablagern und sie verstopfen. Deshalb hat der Gesetzgeber den Mineralstoffgehalt im Trinkwasser nach oben begrenzt.

Der Mineralwassermarkt

Ein weiterer Unterschied ist, daß Mineralwasser „ursprünglich rein" sein muß. Das heißt, es muß von vornherein so sauber sein, daß es ohne weitere Bearbeitung getrunken werden kann. Trinkwasser dagegen darf, ja muß unter Umständen nachgechlort, entsäuert, gefiltert oder anders behandelt werden, bevor es aus dem Wasserhahn läuft.

Trinkwasser ist also ein hergestelltes Lebensmittel, Mineralwasser ist ein Rohstoff!

■ Kaum ein Getränk hat in den letzten Jahren so viel Umsatzplus gebracht wie das Mineralwasser: Während andere alkoholfreie Getränke Federn lassen mußten, stieg der Pro-Kopf-Verbrauch an Mineral-, Heil- und Tafelwasser von 1980 bis 1995 in den alten Bundesländern von 40 Liter auf 103 Liter im Jahr (Pro-Kopf-Verbrauch in den neuen Bundesländern zur Zeit 42 Liter).

Damit liegen die bundesdeutschen Mineralwassertrinker weltweit an erster Stelle. Besonderen Zuspruch fanden dabei die Heilwässer und die stillen Mineralwässer, also die kohlensäurearmen bzw. -freien Wässer. Sie gehören zu den absoluten Rennern.

Und es wird insgesamt mit einem weiteren Ansteigen des Pro-Kopf-Verbrauchs in den kommenden Jahren gerechnet. Den Nutzen von dieser Wasser „welle" haben natürlich die Mineralwasser-Abfüllbetriebe. Rund 200 Brunnenunternehmen konkurrieren zur Zeit um die deutschen Konsumenten. Und der Wettbewerb ist hart: Fortlaufend kommen neue Mineralwassermarken, insbesondere stille Wässer und Heilwässer, in die Regale von Super- und Getränkemärkten.

Aber nicht nur deshalb, sondern auch weil etliche Marken durch Qualitätstests in Verruf geraten sind, bemühen sich die Firmen um so intensiver, ihre Flaschen durch aufwendige und gezielte Werbung an den Mann bzw. die Frau zu bringen: Mineralwasser ist gesund, Mineralwasser liegt im Trend, Mineralwasser trinken bedeutet Genuß und Lebensfreude. In Paris ist der Erfolg auf besondere Art deutlich geworden: Hier wurde bereits die erste reine Mineralwasser-Bar eröffnet.

Zu der Vielfalt an Sorten und Marken kommen die enormen Preisspannen zwischen den einzelnen Mineralwasser-Marken hinzu. Dies hat allerdings weniger mit der Qualität, sondern eher mit der Eigenart des deutschen Mineralwasser-Marktes zu tun. Bei den Mineralbrunnen-Betrieben handelt es sich fast ausschließlich um mittelständische bzw. kleinere Familienbetriebe, die ihr Mineralwasser nur „vor der Tür", das heißt im Umkreis von 100 bis maximal 300 Kilometern, ausliefern. Die Transportkosten sind also gering. Sie können ihre Flaschen natürlich günstiger anbieten als Firmen, die ihr Mineralwasser über weite Strecken in die Regale bringen lassen. Neben den großen ausländischen Marken wie z. B. dem französischen „evian" oder dem belgischen „spa" gibt es bei uns zur Zeit nur sehr wenige Marken, die bundesweit erhältlich sind, wie z. B. „Gerolsteiner", „Apollinaris" und „Staatl. Fachinger".

Preiswertes Wasser ist also nicht unbedingt schlechter als teures.

Wie entsteht Mineralwasser?

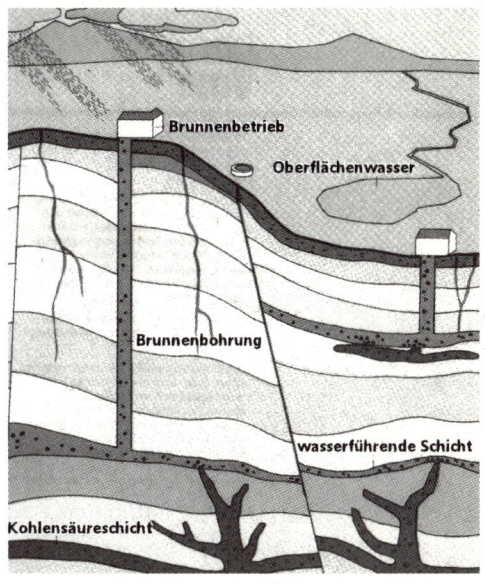

Mineralwasser wird aus den tiefen Erdschichten gefördert

■ Mineralwasser ist Regenwasser, das vor zehn, hundert oder sogar mehreren tausend Jahren auf die Erde fiel. Durch Spalten oder Poren der verschiedenen Gesteinsschichten sickerte es tiefer in den Erdboden als das übliche Grundwasser. Dabei löste es aus den Gesteinen die unterschiedlichen Materialien aus und reicherte sich damit an.

Der Mineralstoffgehalt und die Zusammensetzung eines Mineralwassers sind abhängig von der Art der Gesteinsschichten und davon, ob Kohlensäure vorhanden ist oder nicht. Die in den Gesteinen enthaltene Kohlensäure ist weitgehend natürlichen Ursprungs und als letzte Folgeerscheinung einer Vulkantätigkeit zu sehen. Mineralwässer, die von Natur aus besonders reich an Kohlensäure sind, findet man deshalb häufiger in Gebieten, die durch Vulkantätigkeit geprägt sind, wie z. B. am Vogelsberg, in der Eifel oder der mittleren Schwäbischen Alb. Kohlensäure fördert im Wasser das Auslösen von Mineralien.

Außerdem wird der Mineralstoffgehalt eines Wassers von der Tiefe seines Vorkommens beeinflußt. Je tiefer, desto wärmer und desto kohlensäure- und damit mineralhaltiger ist das Wasser.

Natürliches Mineralwasser, Quellwasser, Tafelwasser, Heilwasser: Wo liegen die Unterschiede?

■ Wer genauer die Etiketten der Wasserflaschen studiert, wird feststellen, daß dort nicht nur „Mineralwasser" steht, sondern z. B. „Natürliches Mineralwasser", „Quellwasser", „Tafelwasser" oder „Heilwasser". Dies sind Getränke von durchaus unterschiedlicher Qualität.

In der Mineral- und Tafelwasser-Verordnung vom 1. August 1984 ist festgelegt, wann sich ein Wasser Mineralwasser, Tafelwasser oder Quellwasser nennen darf, wie es gewonnen werden muß, welche und wie viele Stoffe enthalten sein dürfen, wie es verpackt und was auf seinem Etikett zu lesen sein muß.

Heilwässer dagegen sind keine Lebensmittel, sondern Arzneimittel. Dementsprechend ist für sie das Arzneimittelrecht „zuständig".

Prinzipiell ergeben sich Unterschiede aus der Gewinnung und der Behandlung. Diese werden im folgenden bei den einzelnen Arten angesprochen.

Natürliches Mineralwasser

■ Die wichtigsten Anforderungen, die an ein Natürliches Mineralwasser gestellt werden, sind: Es muß aus einer unterirdischen, natürlichen oder künstlich erschlossenen Quelle stammen, die vor jeglichen Verunreinigungen geschützt ist. Das Mineralwasser muß von „ursprünglicher Reinheit" sein. Das heißt, alle enthaltenen Stoffe müssen natürlichen Ursprungs sein und dürfen nicht als Folge der zunehmenden Umweltverschmutzung in das Mineralwasser gelangt sein.

Bevor für eine Mineralwasserquelle eine Nutzungsgenehmigung erteilt wird, muß das Wasser zahlreiche wissenschaftliche Qualitätstests durchlaufen. Sofern es diese

Tests besteht, bekommt es eine amtliche Anerkennung und darf in allen Mitgliedsländern der Europäischen Union (EU) verkauft werden. Natürliches Mineralwasser ist in der Bundesrepublik Deutschland das einzige genehmigungspflichtige Lebensmittel.

Bis vor einigen Jahren mußte ein Mineralwasser, das in der Bundesrepublik eine amtliche Anerkennung erhalten wollte, mindestens ein Gramm Mineralstoffe pro Liter enthalten. Dies, weil man nach zahlreichen Untersuchungen und nach medizinischen und ernährungswissenschaftlichen Erkenntnissen festgestellt hatte, daß Mengen ab einem Gramm pro Liter einen „ernährungswirksamen Effekt", einen nachhaltigen Einfluß auf den menschlichen Stoffwechsel, haben. Mineralwässer, die weniger als ein Gramm Mineralstoffe pro Liter enthielten, wurden nur in Ausnahmefällen als Natürliche Mineralwässer anerkannt. Diese Regelung bedeutete, daß z. B. belgische und französische Mineralwässer, die erheblich weniger Mineralstoffe enthalten, vom deutschen Markt verschwinden mußten.

Im Rahmen der EU-Harmonisierungsbestrebungen mußte 1984 diese Qualitätsanforderung leider fallen. Heute kann Natürliches Mineralwasser auch dann eine amtliche Anerkennung erhalten, wenn es weniger als ein Gramm Mineralstoffe pro Liter oder weniger als 0,25 Gramm freies Kohlendioxid pro Liter enthält. Allerdings muß es eine zusätzliche ernährungsphysiologische Prüfung durchlaufen.

Zwar erfüllen die meisten bundesdeutschen Natürlichen Mineralwässer diese „Ein-Gramm-Mineralien"-Forderung, da sie bereits vor 1984 ihre amtliche Anerkennung erhalten haben. Allerdings gibt es heute auch bei uns bereits einige Wässer, die weniger als ein Gramm Mineralien pro Liter enthalten und aus diesem Grund früher keine Anerkennung erhalten hätten.

Aus *einem* Brunnen dürfen nicht verschiedene Marken geschöpft werden. Jedes Mineralwasser muß einem eigenen Brunnen entstammen. Allerdings ist es schon möglich, aus einem Brunnen sowohl ein „stilles" als auch ein „normales" Mineralwasser zu schöpfen. Diese Wässer dürfen sich aber bei sonst gleichen Inhaltsstoffen nur im Kohlensäuregehalt unterscheiden.

Wenn für eine Quelle eine Nutzungsgenehmigung erteilt worden ist, muß das Mineralwasser sofort noch am Quellort in Fertigpackungen – Flaschen mit Kronen- oder Schraubverschluß, auch Dosen – abgefüllt werden. Ein Abfüllen in Tankwagen und eine Weiterbeförderung sind nicht erlaubt.

Fortlaufend* werden die Zusammensetzung und die Qualität eines Mineralwassers überprüft. Werden dabei Unterschiede in der Zusammensetzung festgestellt, müssen die Angabe der im Mineralwasser enthaltenen Stoffe (Analyseauszug) und das Datum auf dem Flaschenetikett geändert werden – oder der Brunnen muß sogar geschlossen werden.

Das heißt also: Je älter ein Analysedatum ist, desto beständiger ist die Zusammensetzung eines Mineralwassers.

Natürlichem Mineralwasser dürfen keine Stoffe, also auch keine Konservierungsstoffe, zugesetzt werden. Sein natürlicher Keimgehalt darf nicht verändert werden, es muß also von vornherein frei von jeglichen krankheitserregenden Keimen sein.

Erlaubt sind dagegen:
▶ das Abtrennen von Eisen- und Schwefelverbindungen; dies geschieht allerdings lediglich aus optischen und geschmacklichen und nicht aus gesundheitlichen Gründen. Das im Wasser gelöste Eisen würde einen unansehnlichen rötlichbraunen Niederschlag erzeugen. Ein zu hoher Gehalt an Schwefelverbindungen würde das Wasser faulig schmecken lassen;
▶ ein Entfernen von Kohlensäure;
▶ ein Versetzen mit Kohlendioxid.

---

* „Fortlaufend" heißt in diesem Zusammenhang folgendes: Arbeitstäglich werden Indikatoruntersuchungen durchgeführt. Weisen diese auf eine Veränderung hin, wird eine sogenannte große Analyse aller Inhaltsstoffe gemacht. Ohne gegebenen, notwendigen Anlaß wird eine große Analyse mindestens alle fünf Jahre durchgeführt.

Was heißt was auf dem Flaschenetikett eines Natürlichen Mineralwassers?

Neben der Bezeichnung „Natürliches Mineralwasser" können noch folgende sogenannte **Verkehrsbezeichnungen** auf dem Flaschenetikett stehen:

▶ **Natürliches kohlensäurehaltiges Mineralwasser,**
wenn das Wasser nach der Abfüllung denselben Kohlendioxidgehalt wie am Quellaustritt besitzt und wenn es nach dem Abfüllen spontan und leicht wahrnehmbar sprudelt.

▶ **Natürliches Mineralwasser mit eigener Quellkohlensäure versetzt,**
wenn das Mineralwasser zusätzlich mit Kohlendioxid versetzt wurde, das allerdings aus der gleichen Quelle stammen muß.

▶ **Natürliches Mineralwasser mit Kohlensäure versetzt,**
wenn das zugesetzte Kohlendioxid aus einem anderen Quellvorkommen stammt als das Wasser selbst.

▶ **Säuerling** oder **Sauerbrunnen**
zusätzlich zur Bezeichnung „Natürliches Mineralwasser", wenn der natürliche Kohlendioxidgehalt mehr als 250 mg pro Liter beträgt. Säuerlinge perlen deshalb besonders stark.

▶ **Sprudel**
darf sich zusätzlich jedes unter Kohlendioxidzusatz abgefüllte Mineralwasser nennen.

▶ **Kohlensäure ganz entzogen** oder **Kohlensäure teilweise entzogen,**
wenn die Kohlensäure vollständig oder teilweise entzogen wurde. Diese Natürlichen Mineralwässer sowie solche, die von vornherein nur mit wenig Kohlensäure versetzt wurden, werden auch als „stilles Wasser" oder „stille Quelle" bezeichnet. Während übliches Mineralwasser circa 7 bis 8 Gramm Kohlensäure pro Liter enthält, hat ein stilles Mineralwasser nur 2 bis 4 Gramm Kohlensäure pro Liter. Natürliche Mineralwässer aus Frankreich oder Belgien enthalten durchweg maximal 4 Gramm Kohlensäure pro Liter.

▶ **Enteisent** oder **Entschwefelt**
steht auf dem Etikett, wenn die entsprechenden Substanzen entfernt worden sind (siehe auch S. 12).

▶ **Name der Quelle** und **Ort der Quellnutzung** müssen deutlich sichtbar angegeben werden.

▶ Auf jeder Flasche eines Natürlichen Mineralwassers muß mindestens folgender Satz stehen: **„Zusammensetzung entsprechend den Ergebnissen der amtlich anerkannten Analyse vom ... (Tag der Analyse)."** Die Angabe der Analysewerte ist dann nicht vorgeschrieben.

Etiketten, die die sogenannten charakteristischen Bestandteile (Analysenauszug) und das Analysedatum ausweisen, sind da sehr viel informativer. Die Angabe der wesentlichen Inhaltsstoffe erfolgt meistens in Form von zwei Listen, nämlich einer Liste der Anionen und einer der Kationen. Dazu folgende Erklärung: Mineralsalze zerfallen im Wasser in einzelne Bestandteile, die man Ionen nennt (griech.: Wandernde). Diese Ionen sind elektrisch geladen. Ionen mit einer oder mehreren positiven Ladungen, die durch ein »+« gekennzeichnet sind, werden Kationen, Ionen mit einer oder mehreren negativen Ladungen, die durch ein »–« gekennzeichnet sind, werden Anionen genannt. So entstehen z. B. aus Kalk ($CaCO_3$) die Ionen Ca^{2+} und CO_3^{2-} oder aus Salz (NaCl) Na^+ und Cl^-.

Die wichtigsten Kationen im Mineralwasser sind:

Kation	auf dem Etikett gekennzeichnet als:
Natrium	Na^+
Kalium	K^+
Magnesium	Mg^{2+}
Calcium	Ca^{2+}
Eisen	Fe^{2+} oder Fe^{3+}
Mangan	Mn^{2+}

Die wichtigsten Anionen im Mineralwasser sind:

Anion	auf dem Etikett gekennzeichnet als:
Chlorid	Cl^-
Sulfat	SO_4^{2-}
Fluorid	F^-
Jodid	J^-
Hydrogencarbonat	HCO_3^-

Näheres über die Bedeutung dieser Stoffe lesen Sie ab Seite 21.

Wie schon gesagt, müssen nur die charakterisierenden, das heißt, nur die Hauptbestandteile auf dem Flaschenetikett angegeben werden.

Mineralwasser-Typen

Bei Natürlichen Mineralwässern lassen sich – abhängig von ihrer natürlichen Zusammensetzung – folgende **Typen** unterscheiden:

▶ **Hydrogencarbonatwässer** stammen aus Gesteinen, die besonders viel Kalk, also Calciumcarbonate ($CaCO_3$), enthalten. Die meisten der erhältlichen Mineralwässer zählen zu dieser Gruppe. Bei ihnen überwiegt das in der Liste der Anionen mit HCO_3^- gekennzeichnete Hydrogencarbonat, auch Bicarbonat genannt. Chemisch gesehen sind die Hydrogencarbonate die Salze der Kohlensäure. Ein hydrogencarbonatreiches Mineralwasser soll besonders gut sein für Menschen, die Probleme mit ihren Nieren haben oder an Gicht leiden. Außerdem wirkt es sich positiv bei einer Übersäuerung des Magens aus.

▶ **Sulfatwässer** stammen aus besonders gipshaltigen Böden. Sie enthalten besonders viel Schwefel, der als Sulfat oder SO_4^{2-} (Sulfate sind die Salze der Schwefelsäure) auf dem Etikett angegeben ist. Sulfatwässer schmecken etwas bitter und können eine leicht abführende Wirkung haben.

▶ **Chloridwässer** kommen aus Böden, unter denen Salzlager vorhanden sind. Sie sind besonders reich an Chloriden (Cl^-) und damit meist auch an Natrium (Na^+). Natrium und Chlorid sind die im Wasser gelösten Bestandteile von Kochsalz. Chloridwässer sind besonders zu empfehlen nach starken Flüssigkeits- und damit Salzverlusten durch Schwitzen oder bei Erbrechen.

▶ **Mischformen** Neben den reinen Hydrogencarbonat-, Sulfat- und Chloridwässern gibt es auch Mischformen wie z. B. Calcium-Sulfat-Hydrogencarbonat-Wässer oder Calcium-Magnesium-Chlorid-Wässer. Wenn ein Abfüllbetrieb sein Mineralwasser derartig kennzeichnet, so ist davon auszugehen, daß die genannten Stoffe mindestens 20 Prozent der zugehörigen Ionengruppe ausmachen. Das heißt, bei einem Calcium-Sulfat-Hydrogencarbonat-Wasser machen Calcium mindestens 20 Prozent der Kationen, Sulfat und Hydrogencarbonat jeweils mindestens 20 Prozent der Anionen aus.

Bei einem Calcium-Magnesium-Chlorid-Wasser sind Calcium und Magnesium jeweils mit einem Anteil von mindestens 20 Prozent an den Kationen, Chloride mit mindestens 20 Prozent an den Anionen beteiligt. Bedenken Sie hierbei: Es handelt sich nur um eine prozentuale Angabe, die nichts aussagt über den tatsächlichen Gehalt der einzelnen Inhaltsstoffe. Ausgangsbasis für die Charakterisierung eines Natürlichen Mineralwassers ist also immer sein Gesamtmineralstoffgehalt, z. B. 1.000 oder 2.000 mg, und die Verteilung auf die einzelnen Ionengruppen.

Übrigens: Diese Art der Charakterisierung eines Mineralwassers und die Angabe auf dem Flaschenetikett sind freiwillig.

Quellwasser

■ Auch Quellwasser muß seinen Ursprung in einem unterirdischen Wasservorkommen haben und darf nur direkt an der Quelle in Flaschen oder Dosen abgefüllt werden. Seine Qualität muß mindestens der des Trinkwassers entsprechen. Quellwasser darf nur wie Natürliches Mineralwasser bearbeitet werden. Erlaubt sind wieder nur das
▶ Hinzufügen von Kohlendioxid,
▶ Entziehen von Kohlensäure,
▶ Abtrennen von Schwefel und Eisen.

Quellwasser ist in den Getränkeregalen bei uns relativ selten zu finden, sein Marktanteil liegt unter einem Prozent.

Da die Kennzeichnungsvorschriften für Quellwasser mit denen für Tafelwasser gleichlautend sind, finden Sie diese gemeinsam unter Tafelwasser auf Seite 17 erwähnt.

Tafelwasser

■ Tafelwasser ist kein natürlich gewonnenes, sondern ein künstlich hergestelltes Mineralwasser. Das heißt, es ist eine Mischung aus Trink- und Natürlichem Mineralwasser, die mit natürlichem Salzwasser (Natursole) und Meerwasser vermengt werden kann. Außerdem dürfen dem Tafelwasser zur Qualitätsverbesserung bestimmte Mineralsalze und Kohlendioxid zugesetzt werden.

Tafelwasser darf durchaus in Container, Tankwagen etc. abgefüllt werden. Wenn also in der Gaststätte Mineralwasser aus dem Zapfhahn angeboten wird, handelt es sich sehr häufig um Tafelwasser und selten um Natürliches Mineralwasser oder Quellwasser, die nur in Flaschen oder Dosen verkauft werden dürfen. Einzige Ausnahmen: Das Mineralwasser wird aus der gaststätten-eigenen Quelle angeboten oder aus größeren Flaschen eingeschenkt. Wenn Sie also in einem Lokal Mineralwasser bestellt haben, und die Bedienung bringt Ihnen Wasser im Glas statt in einer kleinen Mineralwasserflasche, sollten Sie durchaus nachfragen, aus welcher „Quelle" das servierte Wasser stammt.

Haben Quell- und Tafelwasser ein anderes Flaschenetikett? Ja! Die Etiketten von Quell- und Tafelwasser unterscheiden sich in zwei wichtigen Punkten von denen eines Natürlichen Mineralwassers. Damit Quell- und Tafelwässer nicht mit Natürlichem Mineralwasser verwechselt werden, dürfen sie auf ihrem Etikett nicht auf ihre geographische Herkunft hinweisen. Aus dem gleichen Grunde ist auch ihre Zusammensetzung nicht angegeben. Das hat für die Verbraucher folgende Nachteile: Ein Qualitätsvergleich zwischen Natürlichem Mineralwasser und Tafelwasser, der bei häufig gleichen Preisen zu empfehlen wäre, ist nicht möglich. Und es ist nicht zu erkennen, ob es z. B. für eine bestimmte Diät geeignet ist.

Auch Bezeichnungen wie z. B. „Sprudel", „Säuerling", „Quelle" oder „Brunnen" dürfen für Quell- und Tafelwässer nicht verwendet werden.

Heilwasser

■ Heilwässer sind im Gegensatz zu den bisher beschriebenen Wässern keine Lebensmittel, sondern Arzneimittel und müssen vom Bundesgesundheitsamt als Arzneimittel zugelassen werden. Sie dienen nicht nur dazu, den Mineralstoffhaushalt des Körpers zu unterstützen, sondern sollen aufgrund ihrer besonderen Zusammensetzung der Vorbeugung, Behebung („Heilung") oder Linderung von Krankheiten dienen, wie z. B. Rheuma, Katarrhen des Magens und des Darms, entzündlichen Erkrankungen der Harnwege, Arteriosklerose usw. Ihre Eignung, Heilzwecken zu dienen, ist in einem wissenschaftlichen Gutachten nachzuweisen. Die Qualitätsanforderungen, die an Heilwasser gestellt werden, sind in den „Begriffsbestimmungen für Kurorte, Erholungsorte und Heilbrunnen" des Deutschen Bäderverbandes und somit nur in einer Verbandsverpflichtung und nicht per Gesetz geregelt.

Danach können Wässer, die mindestens eine der nachfolgenden Voraussetzungen erfüllen, Heilwässern zugeordnet werden:

▶ Wässer, die mindestens 1 g Mineralstoffe/Liter enthalten;
▶ Wässer, die einen besonders hohen Anteil an wirksamen Bestandteilen enthalten (z. B. Jod, Eisen, Schwefel), die dann die besondere Heilwirkung erzielen;
▶ Wässer, die als Therme aus dem Boden treten (mit mehr als 20° Celsius);
▶ Wässer, die keine der angeführten Voraussetzungen erfüllen, müssen krankheitsheilende, -lindernde oder -verhütende Eigenschaften durch klinische Gutachten nachweisen.

Die Qualität eines Heilwassers wird ständig kontrolliert. Heilwässern darf Eisen entzogen und Kohlensäure zugesetzt werden.

Nach dem Arzneimittelgesetz muß bei Heilwässern ihre **vollständige Zusammensetzung** auf dem Etikett angegeben sein. Die Angabe der charakterisierenden Bestandteile, die bei Mineralwässern zulässig ist, reicht hier nicht aus. Enthaltene Spurenelemente, wie z. B. Eisen oder Schwefel, müssen also mit angegeben werden.

Außerdem müssen die **Anwendungsgebiete (Heilanzeige)** und eine Dosierungsanleitung angegeben werden.

Viele der bei uns erhältlichen Heilwässer tragen auf dem Etikett eine **Registriernummer** (Reg.-Nr.), andere auch eine **Zulassungsnummer** (Zul.-Nr.). Das hat folgende Bedeutung:

Nach dem Arzneimittelgesetz vom 24. August 1976 darf ein Heilwasser bei uns nur dann angeboten werden, wenn es durch das Bundesgesundheitsamt auf Wirksamkeit, Unbedenklichkeit und Qualität geprüft wurde. Das Heilwasser erhält dann vom Bundesgesundheitsamt eine Zulassungsnummer und darf als Medikament verkauft werden. Allerdings nur unter der Voraussetzung, daß neben der Heilanzeige auch die Gegenanzeigen, z. B. „Nicht anzuwenden bei Nierenversagen, Natriumspeicherung und -empfindlichkeit", die Neben- und Wechselwirkungen mit anderen Mitteln sowie der Hinweis „Arzneimittel sollen für Kinder unzugänglich aufbewahrt werden" angegeben sind. Die Zulassung gilt für fünf Jahre. Sie erlischt, sofern nicht eine Verlängerung beantragt wird.

Viele der bei uns erhältlichen Heilwässer sind jedoch älter als das Arzneimittelgesetz. Deren Zulassung bzw. Beantragung auf Zulassung hatte bereits vor dem Inkrafttreten des Gesetzes, also vor 1976, durch das Bundesgesundheitsamt stattgefunden. Sie erhielten damals eine Registriernummer (Reg.-Nr.). Für diese Heilwässer brauchte die Heilwirkung nicht wissenschaftlich nachgewiesen werden, da sie teilweise schon über Jahrhunderte bekannt waren, und die oben beschriebenen Kennzeichnungsvorschriften waren nicht bindend.

Dieser Zustand ist allerdings befristet: Nach dem heute gültigen Arzneimittelgesetz muß für diese Wässer beim Bundesgesundheitsamt unter Angabe der Zusammensetzung und Anwendungsgebiete eine Verlängerung der Zulassung beantragt werden. Bis zur Entscheidung über den Verlängerungsantrag können diese Heilwässer weiter verkauft werden. Voraussetzung für die weitere Zulassung (Nachzulassung) dieser Wässer ist neben der Einhaltung bestimmter Qualitätskriterien der Nachweis von Wirksamkeit und Unbedenklichkeit.

Weiterhin zugelassene Heilwässer erhalten vom Bundesgesundheitsamt eine „Zulassungsnummer" (Zul.-Nr.), die zusammen mit den Heil- und Gegenanzeigen auf dem Flaschenetikett angegeben sein muß. Der Hinweis, daß Arzneimittel für Kinder unzugänglich aufbewahrt werden müssen, soll in Zukunft für Heilwässer nicht mehr verbindlich sein.

Heilwässer sind im Gegensatz zu anderen Medikamenten frei verkäuflich.

Sind Heilwässer besser als übliche Mineralwässer?

Nein, denn viele Heilwässer könnte man auch als Mineralwasser mit einer Zulassung als Arzneimittel bezeichnen. Das heißt, in der Zusammensetzung unterscheiden sie sich kaum von den üblichen Mineralwässern. Um ganz sicher zu gehen, empfiehlt sich allerdings vor dem Kauf immer ein Vergleich der Etikettenangaben von Heilwässern mit denen von Mineralwässern. Wenn die Zusammensetzung entsprechend ist, kann ein Heilwasser auch wie übliches Mineralwasser getrunken werden. Allerdings in der Regel zu einem wesentlich höheren Preis. Es ist heute nicht unüblich und rechtlich zulässig, daß aus ein- und derselben Quelle einerseits ein Heilwasser (Arzneimittel) und andererseits ein Natürliches Mineralwasser (Lebensmittel)

geschöpft werden. Voraussetzung ist allerdings, daß dieses Wasser sowohl die Anforderungen für ein Heilwasser als auch für ein Mineralwasser erfüllt.

Eine Ausnahme machen natürlich Heilwässer, die zur Linderung oder Heilung bestimmter Krankheiten getrunken werden. Hier sollte man sich genau an die Dosierungsanleitung halten bzw. einen Arzt oder eine Ärztin befragen.

Ernährungswissenschaftler und Mediziner empfehlen als besonders geeignetes Getränk für die tägliche Flüssigkeitszufuhr das Mineralwasser. Und dieses nicht nur, weil es keine Kalorien enthält, sondern auch, weil es unseren Körper auf natürliche Weise mit Mineralstoffen versorgt.

Was ist drin im Mineralwasser?

■ Mineralstoffe sind lebensnotwendig! Sie werden unbedingt für den Aufbau und die Funktionen unseres Körpers gebraucht. Sie sind z. B. Bausteine von Knochen und Zähnen, sind unerläßlich für die Gerinnung unseres Blutes und die Funktion der Schilddrüse, und sie sind wichtig für die Aktivität unserer Nieren. Ohne Mineralstoffe könnten wir keinen Muskel bewegen, weil die Nerven die dazu notwendigen Befehle nicht weiterleiten würden.

Weil unser Körper Mineralstoffe nicht selbst herstellen kann, müssen sie ihm regelmäßig und in ausreichenden Mengen über die Nahrung zugeführt werden.

Die Ernährungswissenschaft teilt die Mineralstoffe nach ihrem mengenmäßigen Vorkommen im Körper in Mengenelemente und in Spurenelemente ein. Zu den Mengenelementen (mittlerer Gehalt im Körper mehr als 50 mg pro kg Körpergewicht) zählen Natrium, Chlorid, Kalium, Magnesium, Calcium, Phosphor. Spurenelemente, die nur in sehr geringen Mengen im Körper vorkommen (mittlerer Gehalt weniger als 50 mg pro kg Körpergewicht) und deshalb auch nur in minimalen Mengen benötigt werden, sind z. B. Eisen, Fluor und Jod.

Fehlt einer dieser Stoffe, können Mangelerscheinungen wie z. B. Blutarmut bei Eisenmangel oder eine Schilddrüsenvergrößerung bei Jodmangel auftreten (siehe auch Tabellen auf den Seiten 24 – 27).

Allerdings gibt es im Mineralwasser nicht nur Bestandteile, die gut und unbedingt erforderlich für den Körper sind. Es können auch Stoffe enthalten sein, die überflüssig, ja sogar schädlich sind oder sein können. Dazu gehört z. B. das Nitrat. Näheres dazu finden Sie auf den Seiten 29 f.

Die in einem Wasser enthaltenen Mineralstoffe sind auf dem Flaschenetikett in Form von zwei Listen, einer Liste der Anionen und einer der Kationen, angegeben. Eine Erklärung zu diesen Begriffen finden Sie auf Seite 14.

Die Tabelle auf den Seiten 24 – 27 gibt Ihnen eine Übersicht über die wichtigsten der in Mineral- und Heilwässern enthaltenen Mineralstoffe und Spurenelemente, über deren Bedeutung und Bedarf für unseren Körper sowie über ihr Vorkommen in Lebensmitteln, Mineral- und Heilwässern.

Im Mineralwasser liegen die Mineralstoffe in einer besonders „gut verdaulichen" Form, nämlich gelöst, vor. In dieser Form können sie vom Organismus besonders leicht aufgenommen werden. Dennoch können Mineralwässer allein aufgrund ihres geringen Gehalts den täglichen Mineralstoffbedarf unseres Körpers nicht decken. Dazu sind noch etliche andere Lebensmittel notwendig. Mineralwässer können nur eine Ergänzungsfunktion übernehmen.

Wenn Sie nun wissen möchten, was Sie bei der Auswahl eines Mineralwassers beachten sollten und welches Mineralwasser für welche Zwecke geeignet ist, lesen Sie weiter auf Seite 36.

Es gibt Natürliche Mineralwässer, die ihre besondere Zusammensetzung hervorheben oder auf einen ganz bestimmten Verwendungszweck hinweisen wollen. Diese Wässer müssen sich dabei an **Kennzeichnungsvorschriften** orientieren (siehe Übersicht auf der nächsten Seite).

Quell- und **Tafelwässer** dürfen ja mit ihren Flaschenetiketten nicht auf ihre Zusammensetzung hinweisen (siehe Seite 16 f.) und folglich auch nicht nebenstehend genannte Begriffe verwenden. Sie müssen sich allerdings an folgenden Grenzwerten orientieren: Der Fluoridgehalt darf nicht mehr als 1,5 mg/l, der Sulfatgehalt nicht mehr als 240 mg/l betragen. Weitere Informationen dazu siehe Kapitel „Mineralwasser in der Säuglingsernährung", Seite 38 f.

Kennzeichnungsvorschriften für Natürliche Mineralwässer mit bestimmter Zusammensetzung oder besonderem Verwendungszweck

Bicarbonathaltig:	Der Hydrogencarbonatgehalt beträgt mehr als 600 mg/l.
Sulfathaltig:	Der Sulfatgehalt beträgt mehr als 200 mg/l.
Chloridhaltig:	Der Chloridgehalt beträgt mehr als 200 mg/l.
Calciumhaltig:	Der Calciumgehalt beträgt mehr als 150 mg/l.
Magnesiumhaltig:	Der Magnesiumgehalt beträgt mehr als 50 mg/l.
Fluoridhaltig:	Der Fluoridgehalt beträgt mehr als 1 mg/l.
Eisenhaltig:	Der Gehalt an zweiwertigem Eisen beträgt mehr als 1 mg/l.
Natriumhaltig:	Der Natriumgehalt beträgt mehr als 200 mg/l.
Geeignet für die Zubereitung von Säuglingsnahrung:	Der Gehalt an Natrium darf 20 mg/l, an Nitrat 10 mg/l, an Nitrit 0,02 mg/l, an Fluorid 1,5 mg/l und an Sulfat 240 mg/l nicht überschreiten. Zusätzlich müssen spezielle mikrobiologische Anforderungen auch bei der Abgabe des Mineralwassers an Verbraucher eingehalten werden.
Geeignet für natriumarme Ernährung:	Der Natriumgehalt beträgt weniger als 20 mg/l.

(Quelle: Anlage 4 zu § 9 der Mineral- und Tafelwasserverordnung vom 1.8.84)

Bedeutung von in Mineral-, Quell-, Tafel- und Heilwässern gelösten Stoffen

Mineralstoff/Spurenelement	Angabe auf dem Flaschenetikett	Aufgaben	Versorgungszustand
Kationen			
Natrium	Na^+	Zusammen mit Kalium und Chlor beteiligt an der Regulierung des osmotischen Drucks [1] der Körperflüssigkeiten, Regulierung des Wasserhaushaltes (Na hält Wasser im Körper zurück); Einwirkung auf die normale Erregbarkeit von Muskeln und Nerven	zu hoch, die durchschnittliche Natriumzufuhr liegt mit 3,6 g Natrium entsprechend 9 g Kochsalz pro Tag über der empfohlenen Tageszufuhr
Kalium	K^+	Aufrechterhaltung und Regulierung des osmotischen Drucks in der Zelle; Aktivierung von Enzymen; Erregbarkeit der Nerven und Muskeln; Regulierung des Wasserhaushaltes (Kalium sorgt für die Wasserausscheidung)	ausreichend, bei Gesunden ist mit einer ungenügenden Zufuhr nicht zu rechnen
Magnesium	Mg^{2+}	Beteiligt am Aufbau vieler Enzymsysteme; erforderlich für die normale Erregbarkeit von Nerven und Muskeln; Aufbau von Knochen und Zähnen	ausreichend, bei Gesunden ist mit einer unzureichenden Zufuhr nicht zu rechnen

[1] *Die Kraft, mit der Wasser durch eine halbdurchlässige Membran in eine konzentrierte Lösung hineingesogen wird.*

Mineralstoff/ Spurenelement	empfohlene Tageszufuhr für einen Erwachsenen	Gehalt in Mineral-, Quell-, Tafel- und Heilwasser (pro Liter) von – bis [2]	Vorkommen in Lebensmitteln (Aufzählung)
Natrium	2,4 g Na = 6 g Kochsalz	0,002 – 13,03 g	Zusammen mit Chlor als Kochsalz in fast allen Lebensmitteln (vor allem Wurst, Brot, Käse), Kochsalz als Würzmittel
Kalium	3 – 4 g	0,05 – 0,32 g	Obst, Gemüse, Kartoffeln
Magnesium	300 mg (Frau) 350 mg (Mann)	0,84 – 711,8 mg	pflanzliche Nahrungsmittel, vor allem grüne Gemüse und Getreideprodukte; Milch, Käse, Fisch

[2] Quelle: Strick, M.; Mineralwasser und Heilwasser, W.Heyne Verlag, München1987; die Angaben entstammen einer Untersuchung von über 250 Mineralwasserarten (incl. Quell-, Tafel- und Heilwasser) auch aus Österreich und der Schweiz; bei den Angaben handelt es sich größtenteils um Abfüllerangaben sowie um Angaben aus „natur" und „ÖKO-TEST".

Bedeutung von in Mineral-, Quell-, Tafel- und Heilwässern gelösten Stoffen

	Mineralstoff/ Spurenelement	Angabe auf dem Flaschenetikett	Aufgaben	Versorgungszustand
Kationen	Calcium	Ca^{2+}	Aufbau und Erhaltung von Knochen und Zähnen; Stabilisierung von Zellmembranen; Reizübertragung im Nervensystem; erforderlich für die Blutgerinnung; Aktivierung von Enzymen	unzureichend, vor allem bei Heranwachsenden und Frauen
	Eisen	$Fe^{2+/3+}$	als Bestandteil des roten Blutfarbstoffs am Sauerstofftransport beteiligt; beteiligt am Aufbau von Enzymen	unzureichend, vor allem bei Frauen in gebärfähigem Alter
	Mangan	Mn^{2+}	wird als Cofaktor bei enzymatischen Umsetzungen und beim Kohlenhydratstoffwechsel benötigt	allgemein ausreichend
Anionen	Jod	J^-	Beteiligt am Aufbau des Schilddrüsenhormons	unzureichend
	Chlorid	Cl^-	beteiligt an der Bildung der Magensalzsäure; Regulierung des osmotischen Drucks[1]) der Körperflüssigkeiten zusammen mit Natrium	zu hoch, bedingt durch die hohe Kochsalzaufnahme ebenfalls eine über dem Bedarf liegende Chloraufnahme
	Fluorid	F^-	Härtung des Zahnschmelzes; hemmt die Enzyme der für Kariesentstehung verantwortlichen Mundbakterien	nicht optimal
	Hydrogencarbonat	s. Seite 15 f.		
	Sulfat	s. Seite 40		

[1]) + [2]): siehe Vorseiten!

Mineralstoff/ Spurenelement	empfohlene Tageszufuhr für einen Erwachsenen	Gehalt in Mineral-, Quell-, Tafel- und Heilwasser (pro Liter) von – bis [2]	Vorkommen in Lebensmitteln (Aufzählung)
Calcium	900 mg	2,45 – 811,6 mg	Milch und Milchprodukte, Nüsse, Getreide
Eisen	15 mg (Frau) 10 mg (Mann)	0,01 – 24,8 mg	Getreide-Vollkornprodukte, grüne Blattgemüse, Nüsse, Fleisch und Fleischwaren
Mangan	2 – 5 mg	0,05 – 2,75 mg [3]	Getreide, Gemüse, Nüsse
Jod	200 µg	9 – 380 µg	Seefisch, Milch und Milchprodukte
Chlorid	4 g	0,13 – 16,55 g	Kochsalz, kochsalzhaltige Lebensmittel
Fluorid	1 – 4 mg	nicht bekannt	Seefisch, schwarzer Tee, Fleisch, Eier, Trinkwasser
Hydrogencarbonat	siehe Seite 15 f.		
Sulfat	siehe Seite 40		

[3] Quelle: Wa Bo Lu Hefte 6/1991, Institut für Wasser-, Boden- und Lufthygiene des Bundesgesundheitsamtes

Schadstoffe im Wasser?

■ Natürliches Mineralwasser muß „ursprünglich rein" sein und aus einem vor Verunreinigung geschützten Wasservorkommen kommen, um amtlich anerkannt und in den Handel gebracht werden zu können. So bestimmt es die Mineral- und Tafelwasserverordnung.

Alle im Mineralwasser enthaltenen Stoffe müssen natürlichen Ursprungs sein und dürfen nicht als Folge der zunehmenden Umweltverschmutzung in ein Mineralwasser gelangen. Dennoch gibt es Natürliche Mineralwässer, die naturgegeben bestimmte Schadstoffe enthalten, die ab einer bestimmten Menge für den Menschen schädlich sein können. Deshalb hat der Gesetzgeber für zehn Stoffe dieser Art – es handelt sich überwiegend um Schwermetalle wie z. B. Cadmium, Blei, Quecksilber oder auch um Arsen, die alle von Natur aus im Boden vorkommen – Grenzwerte festgelegt. Das heißt, ein arsenhaltiges Mineralwasser z. B., das diesen Grenzwert nicht überschreitet, gilt noch als ursprünglich rein, erhält eine amtliche Anerkennung und darf verkauft werden. Erfreulicherweise spielen diese Stoffe für die meisten Mineralwässer keine Rolle.

An Quellwässer werden nicht so strenge Anforderungen, an Tafelwässer noch geringere gestellt. Sie müssen nicht von ursprünglicher Reinheit sein, und in bestimmten Grenzen dürfen auch Schadstoffe enthalten sein.

Was heißt eigentlich „ursprüngliche Reinheit"?

Die „ursprüngliche Reinheit" würde streng genommen für alle Schadstoffe Nullwerte bedingen. Deshalb wurden für Natürliche Mineralwässer vom Gesetzgeber auch keine entsprechenden Grenzwerte festgelegt. Da aber der Anspruch nach Nullwerten heute nicht mehr realisierbar ist und andererseits die ursprüngliche Reinheit einer Konkretisierung bedarf, wurden 1985 von Wissenschaftlern für 14 Schadstoffe (u.a. Nitrat, Nitrit, chlorierte Kohlenwasserstoffe) Grenzwerte für Natürliche Mineralwässer empfohlen.

Kriterien für die Festsetzung dieser Werte waren die analytischen Nachweismöglichkeiten und -grenzen der Labors sowie die Trinkwasser-Verordnung. Diese „Grenz"werte liegen weit unter den für Trinkwasser zugelassenen Grenzwerten. Ihre Einhaltung ist jedoch derzeit in der Regel die Voraussetzung für die Zulassung eines Mineralwassers.

Zum Glück werden diese Schadstoffe nur äußerst selten in Natürlichen Mineralwässern gefunden. Es ist allerdings in Zukunft damit zu rechnen, daß z. B. chlorierte Kohlenwasserstoffe aufgrund ihrer weiten Verbreitung auch in Natürlichen Mineralwässern nachgewiesen werden. Die Frage wird dann sein, ab welchen Konzentrationen man den belasteten Mineralwässern die Anerkennung wieder entziehen muß.

Nitrat

■ Die Nitrate gehören mit zu den Stoffen, die in Zusammenhang mit Trinkwasser, dessen Belastung und mit Mineralwasser als Alternative in jüngster Zeit heftig diskutiert wurden.

Pflanzen dient der im Nitrat gebundene Stickstoff als Nährstoff zum Aufbau von Pflanzeneiweiß. Nitrate werden dem Boden und damit den Pflanzen durch den Dünger zugeführt. Nitrat, das nicht von Pflanzen aufgenommen wird, wird ausgewaschen und kann mit der Zeit ins Grundwasser gelangen. Wir nehmen Nitrate hauptsächlich über Lebensmittel und Trinkwasser auf.

Wann wird Nitrat für den Menschen schädlich?

Nitrat wird durch bestimmte Bakterien in Nitrit umgewandelt. Diese Umwandlung kann im Trinkwasser, in Lebensmitteln oder auch im Körper selbst nach der Aufnahme nitrathaltiger Lebensmittel geschehen.

Nitrit ist äußerst giftig, weil es den Sauerstofftransport des Blutes behindert. Hiervon sind besonders Säuglinge in den ersten sechs Lebensmonaten bedroht. Typisches

Anzeichen für eine Nitrit-Vergiftung ist bei ihnen die Blausucht (siehe hierzu auch Seite 39).

Darüber hinaus können Nitrite sich mit Aminen zu Nitrosaminen verbinden, die sich als stark krebserregend erwiesen haben. Amine sind Eiweißstoffe, die in Lebensmitteln und Medikamenten weit verbreitet sind. Nitrosamine können sich in Lebensmitteln bei deren Zubereitung oder auch wieder im Körper selbst bilden. Wir sollten deshalb unbedingt darauf achten, daß unsere Nitratzufuhr über Lebensmittel, Trinkwasser und auch Mineralwasser so gering wie möglich gehalten wird.

Wie kommt Nitrat ins Mineralwasser?

Nitrat ist „natürlich" im Boden vorhanden. Dieser natürliche Nitratgehalt im Mineralwasser wird toleriert, und das Wasser ist auch noch von „ursprünglicher Reinheit". Wird allerdings in einem Mineralwasser ein deutlicher Anstieg des Nitratgehalts festgestellt, deutet dies auf eine Verschmutzung des Brunnens hin. Es sind Reste nitrathaltiger Düngemittel, die von den Pflanzen nicht aufgenommen und in tiefere Gesteinsschichten ausgewaschen wurden. Steigt der Nitratgehalt über 25 mg/l bzw. der Nitritgehalt über 0,05 mg/l, so erhält ein solches Mineralwasser meistens keine amtliche Anerkennung mehr und wird dadurch aus dem Verkehr gezogen. Leider gibt es keinen gesetzlich festgelegten Grenzwert.

Mineralwässer tragen allerdings am wenigsten zur Nitratbelastung unseres Körpers bei. Die meisten Mineralwässer enthalten erfreulicherweise nur wenig Nitrat, unter 10 mg/l. Dies wurde in Untersuchungen der Zeitschriften „test" (1989) und „ÖKOTEST" (1991/1993) bestätigt.

In Quell- und Tafelwasser dürfen maximal 50 mg/l Nitrat sowie 0,1 mg/l Nitrit enthalten sein. Mineralwässer, deren Flaschen auf dem Etikett den Hinweis tragen „geeignet für die Zubereitung von Säuglingsnahrung", dürfen maximal 10 mg/l Nitrat und 0,02 mg/l Nitrit enthalten.

Zum Vergleich: In der Bundesrepublik Deutschland sind im Trinkwasser maximal 50 mg/l Nitrat bzw. 0,1 mg/l Nitrit zulässig.

Wer Mineralwasser als Alternative für ein stark nitrathaltiges Trinkwasser verwenden möchte, sollte sich vorher über den genauen Nitratgehalt, der als NO_3^- auf dem Flaschenetikett angegeben sein kann, informieren. Bedauerlicherweise ist Nitrat nur selten Bestandteil der aufgedruckten Inhaltsstoffanalyse. Ein Fehlen dieser Angabe bedeutet jedoch keinesfalls, daß kein oder besonders viel Nitrat enthalten ist. Die Abfüllbetriebe sind zur Angabe schlicht nicht verpflichtet. Sie brauchen laut Gesetz nur die charakterisierenden Bestandteile eines Mineralwassers auf dem Etikett anzugeben, und dazu gehört Nitrat nicht.

In diesem Fall können wir Ihnen nur raten: Erfragen Sie bei dem Abfüllbetrieb den Nitratgehalt, oder ziehen Sie ein Mineralwasser vor, für das der Nitratgehalt offen deklariert ist.

Falls Sie sich eingehender über Nitrat, Nitrit und Nitrosamine informieren wollen, empfehlen wir Ihnen unsere Veröffentlichung „Nitrat in Wasser und Gemüse". Bestellhinweise finden Sie am Ende dieses Ratgebers!

Radioaktive Substanzen

■ Seit dem Reaktorunfall in Tschernobyl im Jahre 1986 ist die Öffentlichkeit sensibilisiert und achtet auch auf die radioaktive Belastung von Mineralwasser. In unserem Zusammenhang haben die Elemente Strontium und Radium eine besondere Bedeutung:

Strontium ist häufig auf den Etiketten deklariert, und die Radiumbelastung war Gegenstand einer groß angelegten Untersuchung von Trink- und Mineralwasser des Bundesgesundheitsamtes, die 1987 veröffentlicht wurde. Die gefundenen Werte schwanken von weniger als 1 mBq/l bis 1.780 mBq/l.

Das in einigen Mineralwässern enthaltene **Strontium** ist nicht radioaktiv und damit unschädlich – im Gegensatz zu seinen künstlich in Atomkraftwerken oder bei Kernwaffenexplosionen erzeugten Strontium-Isotopen* 89 und 90. Letztere bildeten einen Teil des gefährlichen Tschernobyl-Fallouts,

---

Isotope sind mögliche Unterarten ein und desselben Elements mit unterschiedlichen Eigenschaften – vergleichbar mit Geschwistern einer Familie.

sind aber in Mineralwässern in der Regel nicht oder nur in geringem Maß zu finden.

Problematisch hinsichtlich der radioaktiven Belastung von Mineralwasser ist das **Radium**, und zwar vor allem das radioaktive Isotop Radium 226.

Radium 226 ist kein künstliches Isotop, sondern entsteht beim Zerfall von Uran im Erdinnern und wird mit dem Quellwasser an die Oberfläche gefördert. Es gehört – wie z. B. das radioaktive Kalium 40 – zu den Elementen, die an der sogenannten natürlichen Hintergrundstrahlung beteiligt sind. Je nach geologischen Gegebenheiten also können Mineralwässer, aber auch Trinkwasser, einen mehr oder weniger hohen natürlichen Gehalt an Radioaktivität aufweisen. Dieser ist bei Mineralwasser in der Regel höher als bei Trinkwasser, weil sich Mineralwässer länger im Boden aufhalten.

Dadurch können sie neben erwünschten Mineralien auch mehr von unerwünschten, in diesem Zusammenhang natürlich radioaktiven Stoffen herauslösen.

Zu bedenken ist, daß jede radioaktive Belastung, gleichgültig, ob natürlichen oder künstlichen Ursprungs, eine Gefahr für die Gesundheit darstellen kann. Es gibt für Radioaktivität keinen Schwellenwert, unterhalb dessen sie unbedenklich ist.

Deshalb gilt grundsätzlich das Minimierungsgebot, das heißt, die radioaktive Belastung sollte so niedrig wie möglich gehalten werden. Insbesondere für Risikogruppen (Kinder, Schwangere, Stillende) ist dies von Bedeutung. Das kindliche Gewebe unterliegt starken Zellteilungsprozessen und ist damit viel strahlenempfindlicher als das von Erwachsenen. Zudem zählt Radium 226 zu den gesundheitsschädlichsten Nukliden, da es im Körper mit Calcium „verwechselt" wird und sich in Knochen ablagert.

Dort führt Radium 226 zu einer langfristigen Strahlenbelastung, welche die blutbildenden Systeme im Knochenmark schädigen kann (Leukämiegefahr). So sollte jede zusätzliche, vermeidbare Gefährdung ausgeschlossen werden, da sich diese mit der unvermeidbaren Strahlung aus dem Kosmos und der Erde addiert.

Bei Mineralwasser ist es einfach, radioaktiv hochbelastete Wässer zu meiden, auf unbelastete Alternativen zurückzugreifen und somit diesem Gesundheitsrisiko aus dem Wege zu gehen.

Was heißt das jetzt für Verbraucherinnen und Verbraucher, die sich für ein strahlenarmes Mineralwasser entscheiden möchten? Gibt es Orientierungswerte, nach denen man sich richten kann?

Zunächst gibt es keinen gesetzlichen Grenzwert für eine natürliche radioaktive Belastung wie z. B. für Radium 226 im Mineralwasser bzw. Trinkwasser.

Das Umweltbundesamt propagiert einen Orientierungswert von 70 mBq/l für Radium 226.

Wenn Sie wissen möchten, wie hoch der Radium 226-Wert Ihres Mineralwassers ist, wenden Sie sich direkt an den Brunnenbesitzer. Sie können diese Werte häufig aber auch in Ihrer Verbraucherberatung erfragen.

Mineralwasser – Alternative zum Leitungswasser?

■ Aus gesundheitlichen Gründen sollte es heute allgemein keine Veranlassung geben, Mineralwasser als Ersatz für Trinkwasser zu verwenden. Aber unter bestimmten, örtlich bedingten Gegebenheiten – z. B. aufgrund eines erhöhten Nitrat- oder Pestizidgehalts – ist es Risikogruppen wie Schwangeren, Stillenden oder Säuglingen zu empfehlen, Mineral- statt Leitungswasser als Trinkwasser zu benutzen.

Bei der Auswahl eines Mineralwassers sollte man auch in diesem Zusammenhang genau einige Flaschenetiketten studieren und sich bewußt für eine Marke entscheiden.

Generell ist zu empfehlen: Wählen Sie als Ersatz ein stilles Mineralwasser mit bescheidenem Mineraliengehalt (ca. 0,5 g Mineralien pro Liter).

Kritische Bestandteile, auf die Sie außerdem unbedingt achten sollten, sind:

▶ **Natrium**
Natrium kommt in sehr unterschiedlichen Konzentrationen im Mineralwasser vor. Hohe Natrium-Konzentrationen verbunden mit hohen Chlorid-Konzentrationen können bei entsprechend veranlagten Personen zusammen mit weiteren Faktoren zur Erhöhung des Blutdrucks beitragen. Dennoch weisen neuere Studien darauf hin, daß der Zusammenhang zwischen NaCl und Bluthochdruck nicht so ausgeprägt ist wie lange angenommen wurde. Nähere Informationen dazu finden Sie auf Seite 43 f.

▶ **Fluoride**
Fluoride sind vor allem für Knochen und Zähne wichtig. In größeren Mengen können Fluoride jedoch auch giftig sein. Deshalb sollten Sie, wenn Sie

ständig Mineralwasser als Trinkwasserersatz verwenden, eine Marke auswählen, die weniger als 1,5 mg/l Fluorid enthält. In Quell- und Tafelwasser dürfen maximal 1,5 mg/l Fluoride gelöst sein. Natürliches Mineralwasser, dessen Fluoridgehalt 5 mg/l übersteigt, darf nur unter bestimmten Bedingungen verkauft werden. Auf der Flasche muß deutlich sichtbar, leicht lesbar und unverwischbar ein Warnhinweis angebracht sein, daß das Mineralwasser wegen des erhöhten Fluoridgehaltes nur in begrenzten Mengen verzehrt werden darf.

▶ **Mangan**
Mangan ist ein lebensnotwendiges Spurenelement, das im Körper für enzymatische Umsetzungen und den Kohlenhydratstoffwechsel benötigt wird. Ab einer bestimmten Zufuhr kann Mangan jedoch auch toxisch, z. B. auf das Zentrale Nervensystem, wirken. Daher empfiehlt das Bundesgesundheitsamt aus Gründen der gesundheitlichen Vorsorge, einen Mangangehalt im Natürlichen Mineralwasser von 1 mg/l nicht zu überschreiten. Mineralwässer, die für die Zubereitung von Säuglingsnahrung verwendet werden, sollten nicht mehr als 0,2 mg/l Mangan enthalten.

▶ **Nitrat**
Lesen Sie ab Seite 29, welche Rolle das Nitrat im Mineralwasser spielt und welche Bedeutung es für unseren Körper hat.

Und noch einmal: Bevor Sie sich für ein Mineralwasser als Trinkwasserersatz entscheiden, studieren Sie genau das Etikett, und prüfen Sie den Gehalt oben genannter Bestandteile.

Aber bedenken Sie auch: Langfristig gesehen ist der Austausch von Trinkwasser gegen Mineralwasser keine Lösung. Denn es ist nur eine Frage der Zeit, bis bedenkliche Verunreinigungen die Mineralwasservorräte erreichen. Statt dessen kommt es für uns alle darauf an, unser Grundwasservorkommen zu schützen und für gesundes Trinkwasser zu sorgen. Ob Trinkwasser als Durstlöscher dienen kann und somit eine Alternative zum Mineralwasser darstellt, lesen Sie ab Seite 45.

Welches Wasser für welchen Zweck?

■ Immer wieder werden unsere Ernährungsberaterinnen gefragt: „Welches Mineralwasser ist das beste?" Auf diese Frage gibt es leider keine eindeutige Antwort, denn sie ist von der jeweiligen Situation, in der sich unser Körper befindet, und von der individuellen Lebensweise abhängig. Ein Mensch, der viel Sport treibt und deshalb viel schwitzt, braucht ein Mineralwasser, das viel Salz – also viel Natrium und Chlorid – enthält, denn mit dem Schweiß geht viel Salz verloren (siehe Seite 41 f.). Wenn Sie allerdings an Bluthochdruck leiden, sollten Sie lieber ein natriumärmeres Mineralwasser wählen (siehe Seite 43 f.). Und Säuglinge und Kleinkinder brauchen ein anderes Mineralwasser als Erwachsene.

Das heißt, jedes Mineralwasser ist nicht für jeden Zweck geeignet. Unter Umständen ist es sogar angebracht, zwei, drei oder noch mehr Mineralwassersorten mit unterschiedlicher Zusammensetzung im Haus zu haben.

Wir geben Ihnen in den folgenden Kapiteln einige Tips und Anregungen, worauf Sie bei der Auswahl eines Mineralwassers achten sollten.

Mineralwasser als Getränk

■ Wer Mineralwasser einfach als gesunden, kalorienarmen Durstlöscher einsetzen will, sollte darauf achten, daß es genügend Mineralien enthält, d. h. mindestens ein Gramm bzw. 1.000 mg pro Liter.

Sogenannte leichtere Mineralwässer mit weniger als einem Gramm Mineralien pro Liter sind als Getränk zum Essen zu empfehlen. Sie beeinflussen kaum den Geschmack.

Stärkere, den Stoffwechsel anregende Mineralwässer mit zwei bis fünf Gramm Mineralien pro Liter sollten getrunken werden, wenn dem Körper durch hohe Flüssigkeitsverluste, z. B. durch Schwitzen beim Sport oder in stärkerer Hitze, viele Mineralstoffe entzogen wurden. Auch zum Löschen des „Brands" nach einem ausgiebigen Bierabend sind solche Wässer gut geeignet.

Übrigens: Der Gesamtmineraliengehalt eines Wassers ist, wenn überhaupt, auf dem Flaschenetikett unter dem Analysenauszug als „Summe der gelösten festen Stoffe" angegeben. Leider ist diese Angabe bei einer Vielzahl von Wässern auf dem Etikett nicht zu finden. Statt dessen findet man nur eine Auflistung der Hauptbestandteile.

Hier gibt es eine Behelfsmöglichkeit: Um möglichst nah an den Gesamtmineraliengehalt heranzukommen, können Sie bei solchen Wässern als Vergleichsmöglichkeit die Summe der Hauptbestandteile bilden. Dieser Betrag liegt meistens nur geringfügig unter dem tatsächlichen Gesamtmineraliengehalt. Sind weder die Hauptbestandteile noch der Gesamtmineraliengehalt auf dem Etikett angegeben – was gesetzlich zulässig ist –, müßten Sie ihn beim Brunnenbetrieb erfragen bzw. auf ein anderes Wasser ausweichen.

Wer einen empfindlichen Magen hat, sollte auf saure Mineralwässer mit einem hohen Kohlensäuregehalt verzichten und stille, also kohlensäurearme bzw. -freie Wässer bevorzugen. Übrigens können Sie den Kohlensäuregehalt eines Mineralwassers auch reduzieren, indem Sie die Kohlensäure mit einem Löffel ausschlagen. Desweiteren weist das Bundesgesundheitsamt darauf hin, daß bei Dauerkonsum von Natürlichen Mineralwässern aus Gründen der gesundheitlichen Vorsorge der Mangangehalt 1 mg/l nicht überschreiten sollte.

Nicht zuletzt sollte die Wahl eines Mineralwassers auch vom Geschmack abhängig gemacht werden. Probieren Sie verschiedene Wassersorten, und wählen Sie eines oder mehrere aus, die Ihnen schmecken. Denn jedes Mineralwasser hat aufgrund seines individuellen Mineralstoff- und Kohlensäuregehalts einen anderen Geschmack. Bedenken Sie dabei: Eiswürfel oder gar Zitronenscheiben können den eigentlichen Mineralwassergeschmack verfälschen. Verzichten Sie im Zweifelsfall darauf.

Mineralwasser in der Säuglingsernährung

■ Ob Trinkwasser oder Mineralwasser für die Zubereitung von Säuglingsnahrung verwendet werden soll, ist in erster Linie vom Nitratgehalt des Wassers abhängig zu machen.

Welche Bedeutung das Nitrat für den Menschen hat, lesen Sie ab Seite 29 f.

In der Bundesrepublik Deutschland sind nach der Trinkwasser-Verordnung 50 mg/l Nitrat bzw. 0,1 mg/l *Nitrit* zugelassen.

Eine Hilfe zur Beurteilung der Trinkwasserqualität in bezug auf Nitrat ist die vom Bundesgesundheitsamt vorgenommene Klasseneinteilung:

Klasse I:	0-5 mg Nitrat/l	= sehr gutes Wasser
Klasse II:	5-10 mg Nitrat/l	= gutes Wasser
Klasse III:	10-25 mg Nitrat/l	= akzeptables, zum Genuß geeignetes Trinkwasser
Klasse IV:	25-50 mg Nitrat/l	= auf menschliche Verunreinigung zurückzuführen, Schäden nicht bekannt

Die Gefahr, an Blausucht zu erkranken, besteht in erster Linie für Säuglinge bis zum sechsten Lebensmonat. Daher ist es besonders bei der Zubereitung von Säuglingsnahrung wichtig, auf den Nitratgehalt im Trinkwasser zu achten.

Der Nitratwert des Trinkwassers ist beim zuständigen Wasserwerk oder auch Gesundheitsamt zu erfragen.

Gesunde Säuglinge können Trinkwasser bekommen, das bis zu 50 mg/l Nitrat enthält. Bei Säuglingen mit Störungen im Magen-Darm-Bereich sollte das verwendete Wasser jedoch nicht mehr als 10 mg/l Nitrat enthalten.

Für Natürliches Mineralwasser ist kein höchst zulässiger Grenzwert für Nitrat festgelegt. Es werden 25 mg/l Nitrat und 0,05 mg/l *Nitrit* als Obergrenze empfohlen.

Soll Mineralwasser als Alternative zum Trinkwasser dienen, ist folgendes zu beachten: Eine gesetzliche Deklarationspflicht für Nitrat besteht nicht. Viele Brunnen geben unter anderem den Nitratwert freiwillig an. Ist Nitrat nicht ausgewiesen, so bedeutet dies nicht, daß kein Nitrat enthalten ist. Nur dann, wenn auf den Flaschen der Hinweis angebracht ist, daß das betreffende Wasser für die Säuglingsnahrung geeignet ist, kann man davon ausgehen, daß die Nitratkonzentration nicht höher als 10 mg/l und die *Nitrit*konzentration nicht höher als 0,02 mg/l ist.

Diese Angabe weist gleichzeitig auf einen begrenzten Gehalt an Natrium, Fluorid und Sulfat hin. Es dürfen maximal 20 mg/l Natrium, 1,5 mg/l Fluorid und 240 mg/l Sulfat gelöst sein. Weiterhin garantiert diese Deklaration, daß der Keimgehalt des Mineralwassers einen bestimmten Grenzwert nicht übersteigt. An diesen Werten sollten Sie sich bei der Auswahl eines Mineralwassers für Ihr Kind orientieren.

Die Beachtung des Natriumgehalts ist deshalb wichtig, weil Säuglinge gegen kochsalzreiche, also natriumchloridreiche Nahrung empfindlicher sind als Erwachsene. Man geht heute davon aus, daß ein niedriger Salzkonsum Kinder, die z. B. eine erbliche Veranlagung dafür haben, vor späteren Herz-Kreislauf-Erkrankungen schützen kann.

Eine Fluoridkonzentration von mehr als 1 mg/l sollte auf jeden Fall vermieden werden, wenn Sie Ihrem Kind schon Fluortabletten geben.

Sulfate sind die Salze der Schwefelsäure. Sie haben eine abführende Wirkung, die besonders für Säuglinge bedenklich sein kann. Außerdem sollte darauf geachtet werden, daß ein Mineralwasser, welches zur Zubereitung von Säuglingsnahrung verwendet wird, nicht mehr als 0,2 mg/l Mangan und 70 mBq/l Radium 226 enthält.

Ist der Mangan- und Radium-226-Gehalt auf dem Flaschenetikett nicht gekennzeichnet, so sollte beim betreffenden Hersteller/Abfüller nachgefragt werden.

Möchten Sie ein „stilles" Mineralwasser verwenden, so sollten Sie berücksichtigen, daß ein stilles Mineralwasser einen höheren Keimgehalt aufweist als ein kohlensäurehaltiges Mineralwasser.

Die Kohlensäure hat grundsätzlich eine keimhemmende Wirkung. Weiterhin gibt es Hinweise dafür, daß bei einer Plastikflasche mit einer stärkeren Keimvermehrung zu rechnen ist.

Deshalb beachten Sie bei der Verwendung von Mineralwasser und insbesondere von stillem Wasser für die Zubereitung von Säuglingsnahrung folgende Hinweise:

- ▶ Kochen Sie das Wasser unmittelbar vor der Zubereitung der Säuglingsnahrung ab.
- ▶ Verschließen Sie die Flasche sofort wieder nach Entnahme des Wassers.
- ▶ Bewahren Sie die Flasche im Kühlschrank auf.

Die folgende Liste nennt Ihnen Mineralwässer, die für die Zubereitung von Säuglingsnahrung geeignet und in NRW zu beziehen sind:

- ▶ Adelholzer Primus Quelle
  83313 Bad Adelholzen / Post Siegsdorf
- ▶ Schloss Quelle
  Schloss-Quelle Mellis GmbH
  45443 Mülheim/Ruhr
- ▶ Vilsa Brunnen
  O. Rodekohr GmbH & Co
  27305 Bruchhausen-Vilsen
- ▶ Wittenseer Quelle
  24361 Groß-Wittensee
- ▶ Evian Mineralwasser
  55122 Mainz
  (aus Umweltschutzgründen die Mehrweg-Glasflasche wählen)
- ▶ Spa
  51469 Bergisch-Gladbach
  (aus Umweltschutzgründen die Mehrweg-Glasflasche wählen)
- ▶ Volvic
  65183 Wiesbaden
  (aus Umweltschutzgründen die Mehrweg-Glasflasche wählen)

Diese Liste erhebt keinen Anspruch auf Vollständigkeit. Werden in Ihrer Gegend Mineralwässer aus der Region angeboten, die den Hinweis „Für Säuglingsnahrung geeignet" tragen und außerdem die Mangan und Radium 226 Eckwerte nicht überschreiten, können Sie auch diese Produkte kaufen.

Werte, die ein Mineralwasser, das zur Zubereitung von Säuglingsnahrung verwendet wird, nicht überschreiten sollte:

Nitrat	10,00 mg/l
Nitrit	0,02 mg/l
Natrium	20,00 mg/l
Fluorid	1,50 mg/l
Sulfat	240,00 mg/l
Mangan	0,20 mg/l
Radium 226	70,00 mBq/l

Mineralwasser beim Sport

■ Für den Sportler bzw. die Sportlerin sind eine vollwertige, bedarfsangepaßte Ernährung, d. h. eine bewußte Auswahl der Nahrungsmittel, eine schonende Zubereitung und eine sinnvolle Zusammenstellung der Mahlzeiten die wichtigsten Voraussetzungen zur Erhaltung und Förderung der Leistungsfähigkeit.

Wird der erhöhte Energiebedarf durch die körperliche Betätigung durch eine ausgewogene Ernährung sichergestellt, so werden auch alle Nährstoffe in ausreichender Menge zugeführt.

Besonders wichtig ist ein ausgeglichener Wasser- und Mineralstoffhaushalt des Körpers. Jede intensive Muskeltätigkeit ist mit Schwitzen verbunden und dadurch mit Verlust von Flüssigkeit. Werden diese Verluste nicht rechtzeitig wieder ausgeglichen, kommt es in jeder Sportart zu Leistungseinbußen und sogar zu Gesundheitsschädigungen. Bereits bei einem Flüssigkeitsverlust von zwei Prozent des Körpergewichtes (= 1 – 1,5 l) kann es zu einer Verminderung der Ausdauerleistungsfähigkeit kommen.

Durch das Schwitzen verliert der Körper nicht nur Flüssigkeit, sondern auch Mineralstoffe, die ihm (über die Nahrung) wieder zugeführt werden müssen. Ein erhöhter Mineralstoffverlust kann ebenfalls schnell eine Herabsetzung der körperlichen Leistungsbereitschaft zur Folge haben und Ursache für Muskelfunktionsstörungen, Ermüdungseinbrüche, Schwindel und Muskelkrämpfe sein. Eine optimale Versorgung des Körpers mit Mineralstoffen ist deshalb für Sportler und Sportlerinnen von besonderer Bedeutung, gleich ob Leistungssport oder Sport als Hobby betrieben wird.

Wie bei allen Nährstoffen gilt jedoch auch hier wieder grundsätzlich, daß eine ausgewogene Ernährung den Mineralstoffbedarf sichert. Eine zusätzliche Einnahme sollte von der Sportart, der Intensität ihrer Ausübung und dem individuellen Ausmaß an Schweißverlusten abhängig gemacht werden, denn über den Bedarf hinaus bringen Mineralstoffe keinen leistungssteigernden Effekt.

Deshalb heißt es auch aufpassen bei speziellen Angeboten, den sogenannten „Mineraldrinks" oder Mineralstoffkonzentraten in flüssiger oder pulverisierter Form. Zum einen sind ihre Zusammensetzungen so unterschiedlich, daß die „ideale" erst gefunden werden muß, zum anderen sind sie allenfalls bei sehr hoher Beanspruchung und/oder bei ungenügender Versorgung des Körpers durch die Nahrung zu empfehlen. Das heißt: Freizeitsportler/innen benötigen keine „Spezialgetränke". Leistungssportler bzw. -sportlerinnen können sich ihren persönlichen „Mineraldrink" selbst preiswerter mixen, z. B. Mineralwasser mit Obst- oder Gemüsesaft mischen.

Und damit sind wir wieder beim Mineralwasser. Als Getränk ist Mineralwasser für Sportler und Sportlerinnen besonders gut geeignet, da es schnell den Durst löscht, keine Kalorien liefert und den Körper mit Mineralstoffen versorgt. Dabei ist folgendes zu beachten:

▶ Stark kohlensäurehaltiges Wasser eignet sich nicht, da die Kohlensäure die Aufnahme größerer Mengen Flüssigkeit erschwert.

▶ Empfehlenswert sind Mischungen aus Obst- oder Gemüsesäf-

ten (wegen ihres Kalium- und Kohlenhydratgehalts) und Mineralwasser im Verhältnis 1:3 bis 1:5.
▶ Für den Leistungs- und Freizeitsport sind unter dem Aspekt der Leistungsförderung magnesiumhaltige Mineralwässer (mehr als 100 mg/l) zu empfehlen.
▶ Es sollten möglichst während einer lang andauernden Belastung und unmittelbar danach mehrere kleine, nicht zu kalte Portionen getrunken werden.

Wenn Sie mehr über eine angemessene Ernährung beim Sport wissen wollen, empfehlen wir Ihnen einen Blick auf die weiterführende Literatur (Seite 52).

Mineralwasser und Bluthochdruck

■ Hoher Blutdruck gilt als einer der bedeutendsten Risikofaktoren für Herz-Kreislauf-Erkrankungen. Nierenleiden, hoher Alkoholkonsum, Übergewicht, Bewegungsmangel und Zigarettenkonsum können die Ursachen dafür sein. Sicher ist, daß auch die Vererbung ein Faktor ist.

Aber auch die Ernährung kann eine entscheidende Rolle bei der Entstehung und in der Behandlung des Bluthochdrucks spielen. Eine bluthochdrucksenkende Wirkung hat zum Beispiel eine kalium- und ballaststoffreiche Ernährung mit viel Kartoffeln, Gemüse, Obst und Vollkornprodukten. Weitere wirksame Möglichkeiten, den Bluthochdruck zu senken, sind Übergewicht und Alkohol-Konsum zu verringern.

Durch falsche Ernährung, zum Beispiel durch zu viele Kalorien, zu viel Kochsalz und Fett bzw. durch zu wenig Ballaststoffe, kann bei Menschen mit entsprechender Veranlagung ein Bluthochdruck auch entstehen. Möglichst wenig Salz zu essen war deshalb jahrelang eine der wichtigsten Regeln bei der Bluthochdruck-Behandlung.

Neuere Studien zeigen jedoch, daß der Zusammenhang zwischen Kochsalzverzehr und Bluthochdruck nicht so ausgeprägt ist wie lange angenommen wurde. Heute wird empfohlen, den Verbrauch von Kochsalz auf ca. 6 g zu beschränken. Die durchschnittliche Zufuhr liegt in Deutschland bei ca. 9 g. Kochsalz ist nichts anderes als das täglich von uns in der Küche verwendete Speisesalz. Chemisch gesehen besteht es aus den Elementen Natrium und Chlorid. Durch das Salzen beim Kochen und das Nachsalzen bei Tisch werden nur ca. 2 g Salz aufgenommen. Der überwiegende Teil der Kochsalzaufnahme erfolgt über verarbeitete Produkte, zum Beispiel gepökelte Fleischwaren, Käse, Brot, Knabbergebäck und Fertigprodukte (Menüs, Suppen, Soßen, Kartoffelfertigerzeugnisse etc.).

Aber auch Mineralwässer enthalten Natriumchlorid (siehe Tabellen auf den Seiten 24 und 25). Dabei liegen die Mineralstoffe Natrium und Chlorid im Mineralwasser nicht gebunden als Natriumchlorid (= Kochsalz), sondern in gelöster Form vor. Mineralwässer haben sehr unterschiedliche Gehalte an Natrium und an Chlorid. Aus dem Natriumgehalt allein kann man nicht auf den Kochsalzgehalt eines Mineralwassers schließen.

Früher gingen Mediziner davon aus, daß die blutdrucksteigernde Wirkung durch den Natriumanteil verursacht wurde. Deshalb sind Natürliche Mineralwässer, die besonders wenig Natrium enthalten, mit dem Hinweis „Geeignet für natriumarme Ernährung" gekennzeichnet. Der Natriumgehalt eines solchen Wassers beträgt weniger als 20 mg/l.

Der durchschnittliche Natriumgehalt in Natürlichen Mineralwässern liegt bei ca. 272 mg/l. Heute weiß man jedoch, daß Natrium nicht allein, sondern nur in Verbindung mit Chlorid – also nur als NaCl – in der Lage ist, den Blutdruck zu erhöhen. In Verbindung mit einigen anderen Elementen, wie zum Beispiel das Hydrogencarbonat, führt Natrium nicht zum Blutdruckanstieg.

Bluthochdruckkranke sollten ein Mineralwasser bevorzugen, dessen Natriumgehalt 150 bis 200 mg/l und dessen Chloridgehalt 300 mg/l nicht übersteigt.

„Sprudelwasser" aus dem Wasserhahn?

■ Verschiedene Firmen bieten Geräte an, mit denen sich angeblich Mineralwasser herstellen läßt. Die circa 80 bis 180 Mark teuren Apparate funktionieren alle nach demselben Prinzip: Ein Glas oder eine Flasche, gefüllt mit Leitungswasser, wird in das Gerät gestellt. Auf Knopfdruck sprudelt aus einer Patrone Kohlensäure in das Wasser. Dann ist das Getränk fertig. Bekannt ist dieses System von den Partysyphons, die in den sechziger Jahren modern waren.

Besonders die Aussicht, keine schweren Wasserkästen mehr schleppen zu müssen, ist verlokkend. Ebenso wie die Gewißheit, immer frisches Sprudelwasser zur Verfügung zu haben. So praktisch es auch wäre - die Geräte machen aus Trinkwasser kein Natürliches Mineralwasser. Das ist unmöglich. Natürliches Mineralwasser muß aus einer natürlichen oder künstlich erschlossenen Quelle stammen und von Natur aus Mineralstoffe aufweisen. Und deren Menge liegt in der Regel wesentlich über dem Mineralstoffgehalt von Trinkwasser. Dieser Aspekt spielt besonders dann eine Rolle, wenn der Mineralstoffgehalt von Mineralwässern gezielt zum Ausgleich von erhöhten Mineralstoffverlusten, z. B. beim Sport, eingesetzt wird.

Also: Wer Wert auf den hohen Mineralstoffgehalt von Sprudel legt, der wird auch in Zukunft Mineralwasser kaufen müssen. Selbstverständlich ist gegen Trinkwasser als „Getränk" nichts einzuwenden. Und wer sich bereits ein solches Gerät zugelegt hat, kann es auch weiterhin verwenden, aber er sollte sich bewußt sein, daß er eben kein Natürliches Mineralwasser trinkt.

Gesundheitliche Gründe sprechen weder für noch gegen eine Verwendung der Drinkmaker. Sicherheitshalber sollte man sich jedoch vom zuständigen Wasserwerk bestätigen lassen, daß die Grenzwerte der Trinkwasser-Verordnung eingehalten werden. In

Einzelfällen können alte Bleirohre, neuverlegte Kupferrohre oder nicht fachmännische Installation innerhalb des Hauses dazu führen, daß Schwermetalle in das Wasser gelangen. Bei einem solchen Verdacht untersuchen beispielsweise Gesundheitsämter oder die Stiftung Warentest Trinkwasserproben.

Die Anbieter selbst waren es, die in ihrer Werbung die Behauptung aufbrachten, das mit ihren Produkten hergestellte Wasser sei Mineralwasser. Inzwischen haben sich die Firmen freiwillig verpflichtet, solche falschen und irreführenden Werbeaussagen zu unterlassen.

Mineralwasser mit Geschmack

■ Seit knapp drei Jahren ist eine neue Wasservariante in den Getränkehandlungen und Supermärkten zu finden: **aromatisiertes Mineralwasser**. Das ist Natürliches Mineralwasser mit Aromen von Zitrone, Orange oder Apfel. Laut Mineral- und Tafelwasserverordnung ist es zwar verboten, Mineralwasser mit Stoffen zu versetzen, aber die Hersteller wenden einen einfachen Trick an: Sie bezeichnen das Getränk als Erfrischungsgetränk und umgehen damit das Gesetz. Im Gegensatz zu anderen Erfrischungsgetränken enthalten aromatisierte Mineralwässer keinen Zucker.

Abgefüllt wird das Getränk in die gleichen Perlglasflaschen, in denen es auch das herkömmliche Mineralwasser gibt. Auch die Etiketten sehen denen von Mineralwasser ähnlich. Um Verwechselungen auszuschließen, wird in großer, bunter, deutlich anderer Schrift auf das zugesetzte Aroma hingewiesen. Das ist insofern notwendig, als daß die Produkte keinen richtigen Namen haben. Auf den kleinen Etiketten am Flaschenhals prangen lediglich das Firmenlogo und der bunte Schriftzug, z.B. „Apollinaris Lemon". Dasselbe ist auf dem großen Etikett zu lesen. Zumeist recht klein gedruckt, heißt es dort zusätzlich: „Erfrischungsgetränk aus natürlichem Mineralwasser mit natürlichen Auszügen von ...", gefolgt von der entsprechenden Obstsorte.

Abbildungen von Zitronen, Äpfeln oder Orangen sucht man vergeblich, weil solche Abbildungen nur benutzt werden dürfen, wenn Fruchtsaft oder Fruchtmark zugesetzt werden. Und das ist hier nicht der Fall, wie ein Blick auf die Zutatenliste zeigt: „Zutaten: natürliches Mineralwasser, Kohlensäure, natürliches Aroma bzw. Aroma".

Steht dort „Natürliches Aroma", so heißt das, daß nur die natürlichen Geschmacksstoffe der betreffenden Fruchtsorte zugesetzt werden. 'Aroma' bedeutet hingegen, daß die verwendeten Aromen auch synthetisch hergestellt sein können.

Mineralwasser pur und die „fruchtigen Varianten" unterscheiden sich nicht nur im Geschmack, sondern auch im Preis. Eine Flasche aromatisiertes Mineralwasser ist 20 bis 25 Pfennig teurer als Wasser ohne Geschmack. Die preiswertere Alternative: Zitrone selbst ins Mineralwasser drücken.

Daß der Phantasie der Hersteller keine Grenzen gesetzt sind, zeigt, wie so oft, das Land der unbegrenzten Möglichkeiten. In Amerika gibt es seit kurzem Wasser, das mit Koffein versetzt wurde. Ein halber Liter Wasser enthält soviel Koffein wie eine Tasse Kaffee.

Die Verpackung:
Einweg oder Mehrweg?

■ In den Haushalten der Bundesrepublik Deutschland fallen jährlich etwa 35 Millionen Tonnen Müll an. Davon können jedoch etwa 11 Millionen Tonnen durch getrennte Sammlung einer Verwertung zugeführt werden. Der Anteil der Verpackungen beträgt 50 Volumenprozent oder 30 Gewichtsprozent vom Abfallaufkommen.

Sicherlich ist es unmöglich, gerade bei Lebensmitteln auf Verpackung vollkommen zu verzichten. Aber es ist notwendig und möglich, den Verpackungsaufwand weitgehend zu reduzieren, um die Berge privaten Mülls kleiner werden zu lassen. Dazu sind sowohl die Hersteller und der Handel als auch die Verbraucher aufgerufen.

Eine gute Möglichkeit bietet die Nutzung von Mehrwegflaschen, wie sie von den deutschen Mineralbrunnen seit Jahrzehnten angeboten werden. Der Anteil der Mehrwegverpackungen liegt schon lange bei 95 Prozent des Gesamtabsatzes (in Füllungen). Die Rücklaufquote einer Mehrwegflasche beträgt 99 Prozent. Dadurch, daß die Mehrwegflasche 40- bis 50mal verwendet werden kann, ist sie den Einwegverpackungen, also Dosen, Einweg-Kunststoff- oder Einweg-Glasflaschen, in aller Regel hinsichtlich Rohstoff- und Energiebedarf, Luft- und Abwasserbelastung sowie Abfallentstehung überlegen.

Mehrwegflaschen stellen also eine umweltfreundliche Alternative im Vergleich zu anderen Verpackungen dar. Die Umweltfreundlichkeit könnte aber durch eine Reduzierung des Gewichts der einzelnen Flaschen noch verbessert werden. Deshalb gibt es Versuche mit Leichtglasflaschen.

Sie sind aus dünnerem Glas als die herkömmlichen Mineralwasserflaschen und damit 35 Prozent leichter. Um das Produkt zu schützen und um einer möglichen Verletzungsgefahr vorzubeugen, sind die Leichtglasflaschen beschichtet.

Zur Zeit wird auf Testmärkten geprüft, ob die Verbraucher diese Flaschen annehmen.

Einige Mineralbrunnen arbeiten daran, Mineralwasser in Kunststoffflaschen (z.B. Polyethylenterephthalat, kurz PET) auf den Markt zu bringen. Doch bisher widersetzt sich das empfindliche Getränk diesen Versuchen. Da der Kunststoff gasdurchlässig ist, können Stoffe von innen nach außen gelangen und umgekehrt. So entweicht mit der Zeit die Kohlensäure aus dem Wasser. Und aus dem PET gelangt Acetaldehyd in das Getränk.

Zwar ist dieses Gas gesundheitlich harmlos, verfügt aber über ein Eigenaroma. Dieses schmeckt spätestens nach einem halben Jahr durch und begrenzt damit die Mindesthaltbarkeit. Zum Vergleich: In Glasflaschen abgefüllt, hält Mineralwasser zwei bis drei Jahre. Noch ein Nachteil: War in einer PET-Flasche beispielsweise Zitronenlimonade, nimmt die Flasche diesen Geschmack an und gibt ihn an das Mineralwasser ab. Spätestens 1998 sollen die Schwierigkeiten überwunden sein.

Über die Umweltfreundlichkeit gibt es bisher keine gesicherten Erkenntnisse. Die beste Umweltbilanz erzielt man derzeit, wenn man ein Mineralwasser in einer Mehrwegflasche wählt, das in Wohnnähe abgefüllt wird, weil dadurch lange Transportwege vermieden werden.

Der Gesetzgeber hat zur Eindämmung der Verpackungsflut 1991 die „Verordnung zur Vermeidung von Verpackungsabfällen" (kurz: „Verpackungsverordnung") erlassen. Darin werden Hersteller und Händler grundsätzlich verpflichtet, Verpackungen zurückzunehmen, zu sortieren und einer stofflichen Verwertung zuzuführen. Verbrauchern gewährt die Verordnung in drei Stufen entsprechende Rückgaberechte.

Die Rücknahmepflicht von Einweg-Getränkeflaschen und Dosen als sogenannte „Verkaufsverpackungen" fällt unter die dritte Stufe, die seit dem 1.1.1993 in Kraft ist. Allerdings können Hersteller und Händler ihrer Rücknahmepflicht auch dadurch nachkommen, indem sie Verkaufsverpackungen separat beim Endverbraucher oder in Haushaltsnähe einsammeln, sortieren und verwerten lassen. Diese Aufgabe hat das Duale System Deutschland übernommen. Verpackungen, die einen „Grünen Punkt" tragen, werden über dieses System wiederverwertet. Gesammelt wird in „gelben Tonnen", „gelben Säcken" oder Containern. Insbesondere die Verwertung von Kunststoffverpackungen gestaltet sich schwierig. Viele Kunststoffe werden zur Verwertung im Rahmen des Dualen Systems ins asiatische Ausland exportiert.

Trotz des Recyclings von Einwegflaschen und -dosen empfehlen wir, bei Getränken immer Mehrwegflaschen zu verwenden. Insbesondere für Mineralwasser ist das Mehrwegangebot sehr breit gefächert und auch fast in allen Verkaufsstellen erhältlich.

Unsere Tips zusammengefaßt:

▶ Unterstützen Sie die Erhaltung und Ausweitung des Mehrwegsystems, und verzichten Sie ganz auf Mineralwasser in Einwegverpackungen.

▶ Werfen Sie die Verschlußkappen nicht in den Müll, sondern schrauben Sie sie wieder auf die Flasche, damit der Flaschenhals beim Rücktransport geschützt ist. So können Sie die „Lebensdauer" einer Mehrwegflasche erhöhen. Die Verschlußkappen werden nicht direkt wiederverwendet, können aber einem Recycling-Verfahren zugeführt werden. Das betrifft sowohl die Aluminium- als auch die Kunststoffverschlüsse.

▶ Wenn Sie aus irgendeinem Grund gar nicht auf die Plastikflasche verzichten können, so verschließen Sie bei einem kohlensäurearmen bzw. -freien Mineralwasser die Flasche sofort nach der Entnahme des Wassers, und bewahren Sie sie im Kühlschrank auf.

▶ Auf Wasser in Dosen sollten Sie aber wirklich verzichten können.

Literatur

Arbeitskreis Ernährung und Sport am Institut für Ernährungswissenschaften der Universität Gießen; Sport und Ernährung; Ernährungsumschau 9/1988

Deutscher Bäderverband e.V.; Begriffsbestimmungen für Kurorte, Erholungsorte und Heilbrunnen; 9. Auflage 1987

Breuer-Schüder, R.; Mehr wissen, mehr leisten; Volkssport-Verlag 1986

Haber, H.; Mineralwasser aus reinen Quellen der Natur; Sonderdruck Bild der Wissenschaft 11/1984

Hamm, M.; Sport-Ernährung – praxisnah; Hädecke-Verlag 1988

Mineral- und Tafelwasserverordnung vom 1.8.1984; Bundesgesetzblatt 1, S. 1036

ÖKO-TEST; Sekt oder Selters (6/91), Im H_2O-Rausch (10/91), Aus erster Quelle (8/93)

Schroeter, A.; Heilwasser und natürliches Mineralwasser aus derselben Quelle; ZLR 5/1987

Stroht, A.; Der Mineralwassermarkt in Deutschland; Getränkefachgroßhandel 4/1986

Strick, M.; Mineralwasser und Heilwasser; Heyne Verlag München 1987

Verbraucher-Zentralen NRW und Niedersachsen; Nitrat in Wasser und Gemüse; 5. Auflage, Düsseldorf 1993

Institut für Wasser-, Boden- und Lufthygiene des Bundesgesundheitsamtes: Spurenanalytische Untersuchung von natürlichen Mineralwässern auf Gehalt und Oxydationszustand von Mangan, Arsen und Chrom, WaBoLu Heft 6/91

»Spickzettel« für »Ihr« Mineralwasser

Mineralwässer werden in der Bundesrepublik in der Regel regional vertrieben. Über die Zusammensetzung der in Ihrem Umkreis erhältlichen Mineralwässer müssen Sie sich selbst informieren. Mit unserem »Spickzettel« wollen wir Ihnen die Suche nach dem richtigen Mineralwasser erleichtern. Für einzelne Situationen haben wir noch einmal die Inhaltsstoffe und Werte herausgestellt, auf die Sie jeweils achten sollten. So haben Sie beim Einkauf gleich eine Gedächtnisstütze zur Hand.
In die Leerzeilen können Sie die Bestandteile und Werte eintragen, die Sie zusätzlich interessieren.
Viel Erfolg!

Der »Spickzettel« für gesunde Erwachsene

Von uns empfohlene Werte für Mineralwässer für **gesunde Erwachsene**:

Summe der gelösten festen Stoffe: mindestens 1.000 mg/l
Nitrat: bis 25 mg/l
Nitrit: bis 0,05 mg/l
Mangan: bis 1 mg/l

Geeignete Wässer:

Name: _____

Summe der gelösten
festen Stoffe: _____ mg/l
Nitrat (NO_3^-): _____ mg/l
Nitrit (NO_2^-): _____ mg/l
Mangan (Mn^{2+}): _____ mg/l
................: _____ mg/l
................: _____ mg/l
................: _____ mg/l

Name: _____

Summe der gelösten
festen Stoffe: _____ mg/l
Nitrat (NO_3^-): _____ mg/l
Nitrit (NO_2^-): _____ mg/l
Mangan (Mn^{2+}): _____ mg/l
................: _____ mg/l
................: _____ mg/l
................: _____ mg/l

Der »Spickzettel« für Säuglinge

Wenn Sie Mineralwasser für die Zubereitung von **Säuglingsnahrung** verwenden wollen, sollten Sie auf folgende Inhaltsstoffe und Werte besonders achten:

Natrium:	bis 20 mg/l
Nitrat:	bis 10 mg/l
Nitrit:	bis 0,02 mg/l
Fluorid:	bis 1,5 mg/l
Fluorid bei Gabe von Fluortabletten:	bis 1 mg/l
Sulfat:	bis 240 mg/l
Mangan:	bis 0,2 mg/l
Radium 226:	bis 70 mBq/l

Geeignete Wässer:

Name: _____

Natrium (Na$^+$): _____ mg/l
Nitrat (NO$_3^-$): _____ mg/l
Nitrit (NO$_2^-$): _____ mg/l
Fluorid (F$^-$): _____ mg/l
Sulfat (SO$_4^{2-}$): _____ mg/l
Mangan (Mn^{2+}): _____ mg/l
Radium 226: _____ mg/l
................: _____ mg/l
................: _____ mg/l

Name: _____

Natrium (Na$^+$): _____ mg/l
Nitrat (NO$_3^-$): _____ mg/l
Nitrit (NO$_2^-$): _____ mg/l
Fluorid (F$^-$): _____ mg/l
Sulfat (SO$_4^{2-}$): _____ mg/l
Mangan (Mn^{2+}): _____ mg/l
Radium 226: _____ mg/l
................: _____ mg/l
................: _____ mg/l

Der »Spickzettel« für Bluthochdruck-Kranke

Bei **Bluthochdruck** sollten Sie besonders achten auf:

Natrium: bis 150–200 mg/l
Chlorid: bis 300 mg/l

Darüber hinaus von uns empfohlene Werte für gesunde Erwachsene:

Summe der gelösten
festen Stoffe: mindestens 1.000 mg/l
Nitrat: bis 25 mg/l
Nitrit: bis 0,05 mg/l
Mangan: bis 1 mg/l

Geeignete Wässer:

Name: _____

Natrium (NA^+): _____ mg/l
Chlorid (Cl^-): _____ mg/l
Summe der gelösten
festen Stoffe: _____ mg/l
Nitrat (NO_3^-): _____ mg/l
Nitrit (NO_2^-): _____ mg/l
Mangan (Mn^{2+}): _____ mg/l
................: _____ mg/l
................: _____ mg/l
................: _____ mg/l

Name: _____

Natrium (NA^+): _____ mg/l
Chlorid (Cl^-): _____ mg/l
Summe der gelösten
festen Stoffe: _____ mg/l
Nitrat (NO_3^-): _____ mg/l
Nitrit (NO_2^-): _____ mg/l
Mangan (Mn^{2+}): _____ mg/l
................: _____ mg/l
................: _____ mg/l
................: _____ mg/l

Der »Spickzettel« für Sportler/innen

Wenn Sie **Sport** treiben, sollten Sie besonders achten auf:

Magnesium: mindestens 100 mg/l

Darüber hinaus von uns empfohlene Werte für gesunde Erwachsene:

Summe der gelösten festen Stoffe:	mindestens 1.000 mg/l
Nitrat:	bis 25 mg/l
Nitrit:	bis 0,05 mg/l
Mangan:	bis 1 mg/l

Geeignete Wässer:

Name: _____

Magnesium (Mg^{2+}): _____	mg/l
Summe der gelösten festen Stoffe: _____	mg/l
Nitrat (NO_3^-): _____	mg/l
Nitrit (NO_2^-): _____	mg/l
Mangan (Mn^{2+}): _____	mg/l
................: _____	mg/l
................: _____	mg/l
................: _____	mg/l

Name: _____

Magnesium (Mg^{2+}): _____	mg/l
Summe der gelösten festen Stoffe: _____	mg/l
Nitrat (NO_3^-): _____	mg/l
Nitrit (NO_2^-): _____	mg/l
Mangan (Mn^{2+}): _____	mg/l
................: _____	mg/l
................: _____	mg/l
................: _____	mg/l